I0449440

Pérdida de Peso Saludable para los Niños y los Jóvenes de Corazón

Pérdida de Peso Saludable para los Niños y los Jóvenes de Corazón

Karen L. Aken

Copyright ©2016 by Karen Aken
Reservados todos los derechos

ISBN-13: 978-1530865901
ISBN-10: 1530865905

Introducción

Una pérdida de peso saludable es sólo alrededor de un cuarto de libra a dos libras por semana, dependiendo de tu edad y tamaño. Este libro fue creado para ayudarle a alcanzar un peso saludable de una manera segura. Invite a sus padres o amigos a participar. Desafiar a otros a hacer todas o algunas de las metas que he creado para ti. Por favor, tratar de seguir todos estos objetivos, incluso si usted piensa que son pavitonto. Estos objetivos tienen el propósito de mejorar su mente, el cuerpo y el alma. Por favor, consulte a su médico antes de comenzar este o cualquier otro programa de ejercicios.

Día uno

- Beber 6-8 vasos de agua* (sólo agua limpia sin sabor)
- Ir a caminar o trota (en cualquier lugar, dentro o fuera) o marcha en el lugar durante al menos 5 minutos
- Apagar todos los aparatos electrónicos durante 2 minutos, a excepción de uno que sólo se va a utilizar como un contador de tiempo, ir a un lugar tranquilo, ajustar el temporizador, sentarse cómodamente, cierra los ojos, respirar profundamente por la nariz y se centran sólo en el aire ya que entra dentro y fuera, repetir hasta que se acabe el tiempo. Si tu mente se distrae, repite una palabra o frase positiva.
- Algo que yo soy agradecido para hoy:
- Notas: (Cualquier cosa que quisiera añadir, cómo tu hizo, ¿cómo ha ido el día, etc.)

*Nunca toma 6-8 vasos de agua de una vez, esto puede ser perjudicial para su salud. Por favor, beber su agua a un ritmo lento durante todo el día.

Día dos

- Beber 6-8 vasos de agua
- Ir a caminar o trota, o marcha en el lugar durante al menos 5 minutos
- Durante 2 minutos, ir a un lugar tranquilo, sentarse cómodamente, cierra los ojos, respirar profundamente.
- **Párese sobre una pierna y contar hasta 10, en pie sobre el otro y contar hasta 10***
- Algo que yo soy agradecido para hoy:
- Notas:

*Esto mejorará su equilibrio y también trabaja los músculos del estómago.

Día tres

- Beber 6-8 vasos de agua
- Ir a caminar o trota, o marcha en el lugar durante al menos 5 minutos
- Durante 2 minutos, ir a un lugar tranquilo, sentarse cómodamente, cierra los ojos, respirar profundamente.
- Párese sobre una pierna y contar hasta 10, en pie sobre el otro y contar hasta 10
- **Hacer 10 saltos de tijera***
- Algo que yo soy agradecido para hoy:
- Notas:

*Este es un ejercicio cardiovascular. El ejercicio cardiovascular es cualquier ejercicio que aumenta el ritmo cardíaco. El ejercicio cardiovascular haga tu cuerpo más fuerte y más saludable.

Día cuatro

- Beber 6-8 vasos de agua
- Ir a caminar o trota, o marcha en el lugar durante al menos 5 minutos
- Durante 2 minutos, ir a un lugar tranquilo, sentarse cómodamente, cierra los ojos, respirar profundamente.
- Párese sobre una pierna y contar hasta 10, en pie sobre el otro y contar hasta 10
- Hacer 10 saltos de tijera
- **Coma por lo menos una pieza entera de la fruta (manzana, plátano, naranja, sea cual sea su fruta favorita es)**
- Algo que yo soy agradecido para hoy:
- Notas:

*Nunca ir más de 4 horas sin comer (a menos que usted está durmiendo). Después de 4 horas el metabolismo del cuerpo se ralentiza (el metabolismo es la velocidad a la que el cuerpo quema calorías), es porque su cuerpo piensa que podría morir de hambre. Esto también sucede cuando usted no come el desayuno. Un metabolismo lento puede hacer que aumente de peso.

Día cinco

- Beber 6-8 vasos de agua
- Ir a caminar o trota, o marcha en el lugar durante al menos 5 minutos
- Durante 2 minutos, ir a un lugar tranquilo, sentarse cómodamente, cierra los ojos, respirar profundamente.
- Párese sobre una pierna y contar hasta 10, en pie sobre el otro y contar hasta 10
- Hacer 10 saltos de tijera
- **Hacer 5 abdominales o hula hoop durante 15 segundos en una dirección y 15 segundos en la otra dirección (sin aro de hula es necesario, puede pretender que está utilizando uno)***
- Coma por lo menos una pieza entera de la fruta
- Algo que yo soy agradecido para hoy:
- Notas:

*Estos ejercicios mejoran los músculos del estómago. También mejoran el equilibrio y ayudar a todo su cuerpo se mueva mejor.

Día seis

- Beber 6-8 vasos de agua
- Ir a caminar o trota, o marcha en el lugar durante al menos 5 minutos
- Durante 2 minutos, ir a un lugar tranquilo, sentarse cómodamente, cierra los ojos, respirar profundamente.
- Párese sobre una pierna y contar hasta 10, en pie sobre el otro y contar hasta 10
- Hacer 10 saltos de tijera
- Hacer 5 abdominales o hula hoop durante 15 segundos en una dirección y 15 segundos en la otra dirección
- Coma por lo menos una pieza entera de la fruta
- Algo que yo soy agradecido para hoy:
- Notas:

*Comer o beber productos que contienen jarabe de maíz de alta fructosa no es bueno para su salud.

Día siete

- Beber 6-8 vasos de agua
- Ir a caminar o trota, o marcha en el lugar durante al menos 5 minutos
- Durante **3** minutos, ir a un lugar tranquilo, sentarse cómodamente, cierra los ojos, respirar profundamente.*
- Párese sobre una pierna y contar hasta 10, en pie sobre el otro y contar hasta 10
- Hacer 10 saltos de tijera
- Hacer 5 abdominales o hula hoop durante 15 segundos en una dirección y 15 segundos en la otra dirección
- Coma por lo menos una pieza entera de la fruta
- Algo que yo soy agradecido para hoy:
- **Algo que me gusta de mí mismo:**
- Notas:

*¿Se ha preguntado por qué haces esto? Usted ha estado practicando la meditación . Este es uno de los mejores y más fáciles maneras de mejorar su salud en general.

Día ocho

- Beber 6-8 vasos de agua
- Ir a caminar o trota, o marcha en el lugar durante al menos **7** minutos
- Durante 3 minutos, ir a un lugar tranquilo, sentarse cómodamente, cierra los ojos, respirar profundamente.
- Párese sobre una pierna y contar hasta 10, en pie sobre el otro y contar hasta 10
- Hacer 10 saltos de tijera
- Hacer 5 abdominales o hula hoop durante 15 segundos en una dirección y 15 segundos en la otra dirección
- Coma por lo menos una pieza entera de la fruta
- Algo que yo soy agradecido para hoy:
- Algo que me gusta de mí mismo:
- Notas:

*El canto quema calorías (alrededor de 10 calorías por el canto) y ejerce su corazón y sus pulmones. El canto también puede animarte.

Día nueve

- Beber 6-8 vasos de agua
- Ir a caminar o trota, o marcha en el lugar durante al menos 7 minutos
- Durante 3 minutos, ir a un lugar tranquilo, sentarse cómodamente, cierra los ojos, respirar profundamente.
- Párese sobre una pierna y contar hasta **15**, en pie sobre el otro y contar hasta **15**
- Hacer 10 saltos de tijera
- Hacer 5 abdominales o hula hoop durante 15 segundos en una dirección y 15 segundos en la otra dirección
- Coma por lo menos una pieza entera de la fruta
- Algo que yo soy agradecido para hoy:
- Algo que me gusta de mí mismo:
- Notas:

*Deje que el cocinero en tu familia saber que el pavo molido es más saludable que la carne de res molida. Planta de pavo tiene menos grasas saturadas. Las grasas saturadas no son buenas para tu corazón o tu cuerpo.

Día diez

- Beber 6-8 vasos de agua
- Ir a caminar o trota, o marcha en el lugar durante al menos 7 minutos
- Durante 3 minutos, ir a un lugar tranquilo, sentarse cómodamente, cierra los ojos, respirar profundamente.
- Párese sobre una pierna y contar hasta 15, en pie sobre el otro y contar hasta 15
- Hacer 10 saltos de tijera
- Hacer 5 abdominales o hula hoop durante 15 segundos en una dirección y 15 segundos en la otra dirección
- Coma por lo menos una pieza entera de la fruta
- Algo que yo soy agradecido para hoy:
- Algo que me gusta de mí mismo:
- Notas:

*Gatorade y otras bebidas deportivas son insalubre, como la soda. No es una buena idea beber bebidas deportivas a menos que esté jugando un deporte, correr o hacer ejercicio durante largos períodos de tiempo (más de 60 minutos) o pasar mucho tiempo al aire libre cuando hace calor.

Día once

- Beber 6-8 vasos de agua
- Ir a caminar o trota, o marcha en el lugar durante al menos 7 minutos
- Durante 3 minutos, ir a un lugar tranquilo, sentarse cómodamente, cierra los ojos, respirar profundamente.
- Párese sobre una pierna y contar hasta 15, en pie sobre el otro y contar hasta 15
- Hacer 10 saltos de tijera
- Hacer 5 abdominales o hula hoop durante 15 segundos en una dirección y 15 segundos en la otra dirección
- Coma por lo menos una pieza entera de la fruta
- **Coma por lo menos un 1/2 taza de verduras (guisantes, judías verdes, zanahorias, sea cual sea su vegetal favorito es)**
- Algo que yo soy agradecido para hoy:
- Algo que me gusta de mí mismo:
- Notas:

*Deje que el cocinero en su familia saber que las frutas y verduras que están congelados en lugar de enlatados son más saludables porque que contienen menos sal y azúcar. También cuestan menos.

Día doce

- Beber 6-8 vasos de agua
- Ir a caminar o trota, o marcha en el lugar durante al menos 7 minutos
- Durante 3 minutos, ir a un lugar tranquilo, sentarse cómodamente, cierra los ojos, respirar profundamente.
- Párese sobre una pierna y contar hasta 15, en pie sobre el otro y contar hasta 15
- Hacer 10 saltos de tijera
- Hacer **10** abdominales o hula hoop durante **20 segundos** en una dirección y **20 segundos** en la otra dirección
- Coma por lo menos una pieza entera de la fruta
- Coma por lo menos un 1/2 taza de verduras
- Algo que yo soy agradecido para hoy:
- Algo que me gusta de mí mismo:
- Notas:

*Apagar todos los dispositivos electrónicos por lo menos 30 minutos antes de ir a la cama y hacer que su dormitorio oscuro, que le ayudará a dormir mejor.

Día trece

- Beber 6-8 vasos de agua
- Ir a caminar o trota, o marcha en el lugar durante al menos 7 minutos
- Durante 3 minutos, ir a un lugar tranquilo, sentarse cómodamente, cierra los ojos, respirar profundamente.
- Párese sobre una pierna y contar hasta 15, en pie sobre el otro y contar hasta 15
- Hacer 10 saltos de tijera
- Hacer 10 abdominales o hula hoop durante 20 segundos en una dirección y 20 segundos en la otra dirección
- Coma por lo menos una pieza entera de la fruta
- Coma por lo menos un 1/2 taza de verduras
- Algo que yo soy agradecido para hoy:
- Algo que me gusta de mí mismo:
- Notas:

*La grasa no siempre es malo para usted. El cuerpo necesita grasas para cosas como la energía y para mantener el calor. Verduras, frutos secos, semillas y pescado contienen grasas saludables. Galletas, pasteles y patatas fritas no lo hacen.

Día catorce

- Beber 6-8 vasos de agua
- Ir a caminar o trota, o marcha en el lugar durante al menos 7 minutos
- Durante **4** minutos, ir a un lugar tranquilo, sentarse cómodamente, cierra los ojos, respirar profundamente.
- Párese sobre una pierna y contar hasta 15, en pie sobre el otro y contar hasta 15
- Hacer 10 saltos de tijera
- Hacer 10 abdominales o hula hoop durante 20 segundos en una dirección y 20 segundos en la otra dirección
- Coma por lo menos una pieza entera de la fruta
- Coma por lo menos un 1/2 taza de verduras
- Algo que yo soy agradecido para hoy:
- Algo que me gusta de mí mismo:
- **Algo agradable que hice para otra persona hoy en día:**

- Notas:

*El hula hooping es una gran manera de trabajar los músculos del estómago.

Día quince

- Beber 6-8 vasos de agua
- Ir a caminar o trota, o marcha en el lugar durante al menos **9** minutos
- Durante 4 minutos, ir a un lugar tranquilo, sentarse cómodamente, cierra los ojos, respirar profundamente.
- Párese sobre una pierna y contar hasta 15, en pie sobre el otro y contar hasta 15
- Hacer 10 saltos de tijera
- Hacer 10 abdominales o hula hoop durante 20 segundos en una dirección y 20 segundos en la otra dirección
- Coma por lo menos una pieza entera de la fruta
- Coma por lo menos un 1/2 taza de verduras
- Algo que yo soy agradecido para hoy:
- Algo que me gusta de mí mismo:
- Algo agradable que hice para otra persona hoy en día:

- Notas:

*Frutas y verduras amarillo son buenas para la piel, los dientes y los huesos.

Día dieciséis

- Beber 6-8 vasos de agua
- Ir a caminar o trota, o marcha en el lugar durante al menos 9 minutos
- Durante 4 minutos, ir a un lugar tranquilo, sentarse cómodamente, cierra los ojos, respirar profundamente.
- Párese sobre una pierna y contar hasta **20**, en pie sobre el otro y contar hasta **20**
- Hacer 10 saltos de tijera
- Hacer 10 abdominales o hula hoop durante 20 segundos en una dirección y 20 segundos en la otra dirección
- Coma por lo menos una pieza entera de la fruta
- Coma por lo menos un 1/2 taza de verduras
- Algo que yo soy agradecido para hoy:
- Algo que me gusta de mí mismo:
- Algo agradable que hice para otra persona hoy en día:

- Notas:

*La risa es buena para su mente, su cuerpo y su corazón.

Día diecisiete

- Beber 6-8 vasos de agua
- Ir a caminar o trota, o marcha en el lugar durante al menos 9 minutos
- Durante 4 minutos, ir a un lugar tranquilo, sentarse cómodamente, cierra los ojos, respirar profundamente.
- Párese sobre una pierna y contar hasta 20, en pie sobre el otro y contar hasta 20
- Hacer **20** saltos de tijera
- Hacer 10 abdominales o hula hoop durante 20 segundos en una dirección y 20 segundos en la otra dirección
- Coma por lo menos una pieza entera de la fruta
- Coma por lo menos un 1/2 taza de verduras
- Algo que yo soy agradecido para hoy:
- Algo que me gusta de mí mismo:
- Algo agradable que hice para otra persona hoy en día:

- Notas:

*Frutas y verduras rojas son buenas para tu corazón.

Día dieciocho

- Beber 6-8 vasos de agua
- Ir a caminar o trota, o marcha en el lugar durante al menos 9 minutos
- Durante 4 minutos, ir a un lugar tranquilo, sentarse cómodamente, cierra los ojos, respirar profundamente.
- Párese sobre una pierna y contar hasta 20, en pie sobre el otro y contar hasta 20
- Hacer 20 saltos de tijera
- Hacer 10 abdominales o hula hoop durante 20 segundos en una dirección y 20 segundos en la otra dirección
- Coma por lo menos **dos** piezas enteras de fruta
- Coma por lo menos un 1/2 taza de verduras
- Algo que yo soy agradecido para hoy:
- Algo que me gusta de mí mismo:
- Algo agradable que hice para otra persona hoy en día:

- Notas:

*El ir a la cama al mismo tiempo y despertando a la misma hora todos los días es una forma sencilla de mejorar su salud.

Día diecinueve

- Beber 6-8 vasos de agua
- Ir a caminar o trota, o marcha en el lugar durante al menos 9 minutos
- Durante 4 minutos, ir a un lugar tranquilo, sentarse cómodamente, cierra los ojos, respirar profundamente.
- Párese sobre una pierna y contar hasta 20, en pie sobre el otro y contar hasta 20
- Hacer 20 saltos de tijera
- Hacer **15** abdominales o hula hoop durante **25** segundos en una dirección y **25** segundos en la otra dirección
- Coma por lo menos dos piezas enteras de fruta
- Coma por lo menos un 1/2 taza de verduras
- Algo que yo soy agradecido para hoy:
- Algo que me gusta de mí mismo:
- Algo agradable que hice para otra persona hoy en día:

- Notas:

*Escuchar música ayuda a motivar, mejora su memoria, y te pone de buen humor.

Día veinte

- Beber 6-8 vasos de agua
- Ir a caminar o trota, o marcha en el lugar durante al menos 9 minutos
- Durante 4 minutos, ir a un lugar tranquilo, sentarse cómodamente, cierra los ojos, respirar profundamente.
- Párese sobre una pierna y contar hasta 20, en pie sobre el otro y contar hasta 20
- Hacer 20 saltos de tijera
- Hacer 15 abdominales o hula hoop durante 25 segundos en una dirección y 25 segundos en la otra dirección
- Coma por lo menos dos piezas enteras de fruta
- Coma por lo menos un 1/2 taza de verduras
- Algo que yo soy agradecido para hoy:
- Algo que me gusta de mí mismo:
- Algo agradable que hice para otra persona hoy en día:

- Notas:

*Haga una regla por sí mismo que si vas a la merienda mientras ve la televisión, coma sólo bocadillos de frutas o verduras.

Día veintiuno

- Beber 6-8 vasos de agua
- Ir a caminar o trota, o marcha en el lugar durante al menos 9 minutos
- Durante **5** minutos, ir a un lugar tranquilo, sentarse cómodamente, cierra los ojos, respirar profundamente.
- Párese sobre una pierna y contar hasta 20, en pie sobre el otro y contar hasta 20
- Hacer 20 saltos de tijera
- Hacer 15 abdominales o hula hoop durante 25 segundos en una dirección y 25 segundos en la otra dirección
- **Párese con los pies ligeramente separados. Levante los brazos hacia afuera lateralmente, hasta el nivel de los hombros. Haga 10 círculos con los brazos, hacia adelante y hacia atrás.**
- Coma por lo menos dos piezas enteras de fruta
- Coma por lo menos un 1/2 taza de verduras
- **Elija su propio objetivo: (ejemplo: dejar de beber refrescos)**
- Algo que yo soy agradecido para hoy:
- Algo que me gusta de mí mismo:
- Algo agradable que hice para otra persona hoy en día:

- Notas:

*Saltar la cuerda mejora coordinación, fortalece los huesos, y se quema más calorías que correr.

Día veintidos

- Beber 6-8 vasos de agua
- Ir a caminar o trota, o marcha en el lugar durante al menos **11** minutos
- Durante 5 minutos, ir a un lugar tranquilo, sentarse cómodamente, cierra los ojos, respirar profundamente.
- Párese sobre una pierna y contar hasta 20, en pie sobre el otro y contar hasta 20
- Hacer 20 saltos de tijera
- Hacer 15 abdominales o hula hoop durante 25 segundos en una dirección y 25 segundos en la otra dirección
- Haga 10 círculos con los brazos, hacia adelante y hacia atrás
- Coma por lo menos dos piezas enteras de fruta
- Coma por lo menos un 1/2 taza de verduras
- Mi objetivo:
- Algo que yo soy agradecido para hoy:
- Algo que me gusta de mí mismo:
- Algo agradable que hice para otra persona hoy en día:

- Notas:

*Balanceándose en un columpio quema 100 calorías en 30 minutos.

Día veintitres

- Beber 6-8 vasos de agua
- Ir a caminar o trota, o marcha en el lugar durante al menos 11 minutos
- Durante 5 minutos, ir a un lugar tranquilo, sentarse cómodamente, cierra los ojos, respirar profundamente.
- Párese sobre una pierna y contar hasta **25**, en pie sobre el otro y contar hasta **25**
- Hacer 20 saltos de tijera
- Hacer 15 abdominales o hula hoop durante 25 segundos en una dirección y 25 segundos en la otra dirección
- Haga 10 círculos con los brazos, hacia adelante y hacia atrás
- Coma por lo menos dos piezas enteras de fruta
- Coma por lo menos un 1/2 taza de verduras
- Mi objetivo:
- Algo que yo soy agradecido para hoy:
- Algo que me gusta de mí mismo:
- Algo agradable que hice para otra persona hoy en día:

- Notas:

*Frutas y verduras púrpura son buenos para tu corazón.

Día veinticuatro

- Beber 6-8 vasos de agua
- Ir a caminar o trota, o marcha en el lugar durante al menos 11 minutos
- Durante 5 minutos, ir a un lugar tranquilo, sentarse cómodamente, cierra los ojos, respirar profundamente.
- Párese sobre una pierna y contar hasta 25, en pie sobre el otro y contar hasta 25*
- Hacer **25** saltos de tijera
- Hacer 15 abdominales o hula hoop durante 25 segundos en una dirección y 25 segundos en la otra dirección
- Haga 10 círculos con los brazos, hacia adelante y hacia atrás
- Coma por lo menos dos piezas enteras de fruta
- Coma por lo menos un 1/2 taza de verduras
- Mi objetivo:
- Algo que yo soy agradecido para hoy:
- Algo que me gusta de mí mismo:
- Algo agradable que hice para otra persona hoy en día:

- Notas

*Cierra los ojos para efectuar pie sobre una pierna más difícil.

Día veinticinco

- Beber 6-8 vasos de agua
- Ir a caminar o trota, o marcha en el lugar durante al menos 11 minutos
- Durante 5 minutos, ir a un lugar tranquilo, sentarse cómodamente, cierra los ojos, respirar profundamente.
- Párese sobre una pierna y contar hasta 25, en pie sobre el otro y contar hasta 25
- Hacer 25 saltos de tijera
- Hacer 15 abdominales o hula hoop durante 25 segundos en una dirección y 25 segundos en la otra dirección
- Haga 10 círculos con los brazos, hacia adelante y hacia atrás
- Coma por lo menos dos piezas enteras de fruta
- Coma por lo menos **una** taza de verduras
- Mi objetivo:
- Algo que yo soy agradecido para hoy:
- Algo que me gusta de mí mismo:
- Algo agradable que hice para otra persona hoy en día:

- Notas:

*Frutas y verduras verde son buenas para los ojos, los huesos y los dientes.

Día veintiseis

- Beber 6-8 vasos de agua
- Ir a caminar o trota, o marcha en el lugar durante al menos 11 minutos
- Durante 5 minutos, ir a un lugar tranquilo, sentarse cómodamente, cierra los ojos, respirar profundamente.
- Párese sobre una pierna y contar hasta 25, en pie sobre el otro y contar hasta 25
- Hacer 25 saltos de tijera
- Hacer 20 abdominales o hula hoop durante 30 segundos en una dirección y 30 segundos en la otra dirección
- Haga 10 círculos con los brazos, hacia adelante y hacia atrás
- Coma por lo menos dos piezas enteras de fruta
- Coma por lo menos una taza de verduras
- Mi objetivo:
- Algo que yo soy agradecido para hoy:
- Algo que me gusta de mí mismo:
- Algo agradable que hice para otra persona hoy en día:

- Notas:

*Desayunar dentro de 2 horas después de despertarse para darle a su cuerpo y su cerebro la energía. ¡Cuanto antes mejor!

Día veintisiete

- Beber 6-8 vasos de agua
- Ir a caminar o trota, o marcha en el lugar durante al menos 11 minutos
- Durante 5 minutos, ir a un lugar tranquilo, sentarse cómodamente, cierra los ojos, respirar profundamente.
- Párese sobre una pierna y contar hasta 25, en pie sobre el otro y contar hasta 25
- Hacer 25 saltos de tijera
- Hacer 20 abdominales o hula hoop durante 30 segundos en una dirección y 30 segundos en la otra dirección
- Haga 10 círculos con los brazos, hacia adelante y hacia atrás
- Coma por lo menos dos piezas enteras de fruta
- Coma por lo menos una taza de verduras
- Mi objetivo:
- Algo que yo soy agradecido para hoy:
- Algo que me gusta de mí mismo:
- Algo agradable que hice para otra persona hoy en día:

- Notas:

*Frutas y verduras naranja son buenas para los ojos y la piel. También fortalecen su inmunidad.

Día veintiocho

- Beber 6-8 vasos de agua
- Ir a caminar o trota, o marcha en el lugar durante al menos 11 minutos
- Durante **6 minutos**, ir a un lugar tranquilo, sentarse cómodamente, cierra los ojos, respirar profundamente.
- Párese sobre una pierna y contar hasta 25, en pie sobre el otro y contar hasta 25
- Hacer 25 saltos de tijera
- Hacer 20 abdominales o hula hoop durante 30 segundos en una dirección y 30 segundos en la otra dirección
- Haga **15** círculos con los brazos, hacia adelante y hacia atrás
- Coma por lo menos dos piezas enteras de fruta
- Coma por lo menos una taza de verduras
- Mi objetivo:
- Algo que yo soy agradecido para hoy:
- Algo que me gusta de mí mismo:
- Algo agradable que hice para otra persona hoy en día:

- Notas:

*Permanente quema más calorías que estar sentado.

Día veintinueve

- Beber 6-8 vasos de agua
- Ir a caminar o trota, o marcha en el lugar durante al menos **13** minutos
- Durante 6 minutos, ir a un lugar tranquilo, sentarse cómodamente, cierra los ojos, respirar profundamente.
- Párese sobre una pierna y contar hasta 25, en pie sobre el otro y contar hasta 25
- Hacer 25 saltos de tijera
- Hacer 20 abdominales o hula hoop durante 30 segundos en una dirección y 30 segundos en la otra dirección
- Haga 15 círculos con los brazos, hacia adelante y hacia atrás
- Coma por lo menos dos piezas enteras de fruta
- Coma por lo menos una taza de verduras
- Mi objetivo:
- Algo que yo soy agradecido para hoy:
- Algo que me gusta de mí mismo:
- Algo agradable que hice para otra persona hoy en día:

- Notas:

*La natación es buena para tu corazón y los pulmones.

Día treinta

- Beber 6-8 vasos de agua
- Ir a caminar o trota, o marcha en el lugar durante al menos 13 minutos
- Durante 6 minutos, ir a un lugar tranquilo, sentarse cómodamente, cierra los ojos, respirar profundamente.
- Párese sobre una pierna y contar hasta **30**, en pie sobre el otro y contar hasta **30**
- Hacer 25 saltos de tijera
- Hacer 20 abdominales o hula hoop durante 30 segundos en una dirección y 30 segundos en la otra dirección
- Haga 15 círculos con los brazos, hacia adelante y hacia atrás
- Coma por lo menos dos piezas enteras de fruta
- Coma por lo menos una taza de verduras
- Mi objetivo:
- Algo que yo soy agradecido para hoy:
- Algo que me gusta de mí mismo:
- Algo agradable que hice para otra persona hoy en día:

- Notas:

*¡Sonreír! Te hace sentir mejor, verse mejor, y relaja su cuerpo.

Día treinta y uno

- Beber 6-8 vasos de agua
- Ir a caminar o trota, o marcha en el lugar durante al menos 13 minutos
- Durante 6 minutos, ir a un lugar tranquilo, sentarse cómodamente, cierra los ojos, respirar profundamente.
- Párese sobre una pierna y contar hasta 30, en pie sobre el otro y contar hasta 30
- Hacer **30** saltos de tijera
- Hacer 20 abdominales o hula hoop durante 30 segundos en una dirección y 30 segundos en la otra dirección
- Haga 15 círculos con los brazos, hacia adelante y hacia atrás
- Coma por lo menos dos piezas enteras de fruta
- Coma por lo menos una taza de verduras
- Mi objetivo:
- Algo que yo soy agradecido para hoy:
- Algo que me gusta de mí mismo:
- Algo agradable que hice para otra persona hoy en día:

- Notas:

*Frutas y verduras blancas son buenas para tu huesos.

Día treinta y dos

- Beber 6-8 vasos de agua
- Ir a caminar o trota, o marcha en el lugar durante al menos 13 minutos
- Durante 6 minutos, ir a un lugar tranquilo, sentarse cómodamente, cierra los ojos, respirar profundamente.
- Párese sobre una pierna y contar hasta 30, en pie sobre el otro y contar hasta 30
- Hacer 30 saltos de tijera
- Hacer 20 abdominales o hula hoop durante 30 segundos en una dirección y 30 segundos en la otra dirección
- Haga 15 círculos con los brazos, hacia adelante y hacia atrás
- Coma por lo menos dos piezas enteras de fruta
- Coma por lo menos **una vez y media** tazas de verduras
- Mi objetivo:
- Algo que yo soy agradecido para hoy:
- Algo que me gusta de mí mismo:
- Algo agradable que hice para otra persona hoy en día:

- Notas:

*Perdonar a los demás es bueno para tu corazón.

Día treinta y tres

- Beber 6-8 vasos de agua
- Ir a caminar o trota, o marcha en el lugar durante al menos 13 minutos
- Durante 6 minutos, ir a un lugar tranquilo, sentarse cómodamente, cierra los ojos, respirar profundamente.
- Párese sobre una pierna y contar hasta 30, en pie sobre el otro y contar hasta 30
- Hacer 30 saltos de tijera
- Hacer **25** abdominales o hula hoop durante **35** segundos en una dirección y **35** segundos en la otra dirección
- Haga 15 círculos con los brazos, hacia adelante y hacia atrás
- Coma por lo menos dos piezas enteras de fruta
- Coma por lo menos una vez y media tazas de verduras
- Mi objetivo:
- Algo que yo soy agradecido para hoy:
- Algo que me gusta de mí mismo:
- Algo agradable que hice para otra persona hoy en día:

- Notas:

*Trate de mantener el equilibrio sobre una pierna y luego la otra mientras se cepilla tu dientes.

Día treinta y cuatro

- Beber 6-8 vasos de agua
- Ir a caminar o trota, o marcha en el lugar durante al menos 13 minutos
- Durante 6 minutos, ir a un lugar tranquilo, sentarse cómodamente, cierra los ojos, respirar profundamente.
- Párese sobre una pierna y contar hasta 30, en pie sobre el otro y contar hasta 30
- Hacer 30 saltos de tijera
- Hacer 25 abdominales o hula hoop durante 35 segundos en una dirección y 35 segundos en la otra dirección
- Haga 15 círculos con los brazos, hacia adelante y hacia atrás
- Coma por lo menos dos piezas enteras de fruta
- Coma por lo menos una vez y media tazas de verduras
- Mi objetivo:
- Algo que yo soy agradecido para hoy:
- Algo que me gusta de mí mismo:
- Algo agradable que hice para otra persona hoy en día:

- Notas:

*Incluso sus ojos pueden estar en riesgo de quemaduras solares. con gafas de sol pueden prevenir problemas en los ojos ahora y más adelante en la vida.

Día treinta y cinco

- Beber 6-8 vasos de agua
- Ir a caminar o trota, o marcha en el lugar durante al menos 13 minutos
- Durante **7** minutos, ir a un lugar tranquilo, sentarse cómodamente, cierra los ojos, respirar profundamente.
- Párese sobre una pierna y contar hasta 30, en pie sobre el otro y contar hasta 30
- Hacer 30 saltos de tijera
- Hacer 25 abdominales o hula hoop durante 35 segundos en una dirección y 35 segundos en la otra dirección
- Haga **20** círculos con los brazos, hacia adelante y hacia atrás
- Coma por lo menos dos piezas enteras de fruta
- Coma por lo menos una vez y media tazas de verduras
- Mi objetivo: **(mantener esta meta o cambiar)**
- **Es tiempo de s para otro objetivo: (ejemplo: mira menos TV)**
- Algo que yo soy agradecido para hoy:
- Algo que me gusta de mí mismo:
- Algo agradable que hice para otra persona hoy en día:

- Notas:

*Si usted siente que cualquiera de estos ejercicios son demasiado fácil, se puede hacer algo más que la recomendación.

Día treinta y cuatro

- Beber 6-8 vasos de agua
- Ir a caminar o trota, o marcha en el lugar durante al menos 13 minutos
- Durante 6 minutos, ir a un lugar tranquilo, sentarse cómodamente, cierra los ojos, respirar profundamente.
- Párese sobre una pierna y contar hasta 30, en pie sobre el otro y contar hasta 30
- Hacer 30 saltos de tijera
- Hacer 25 abdominales o hula hoop durante 35 segundos en una dirección y 35 segundos en la otra dirección
- Haga 15 círculos con los brazos, hacia adelante y hacia atrás
- Coma por lo menos dos piezas enteras de fruta
- Coma por lo menos una vez y media tazas de verduras
- Mi objetivo:
- Algo que yo soy agradecido para hoy:
- Algo que me gusta de mí mismo:
- Algo agradable que hice para otra persona hoy en día:

- Notas:

*Incluso sus ojos pueden estar en riesgo de quemaduras solares. con gafas de sol pueden prevenir problemas en los ojos ahora y más adelante en la vida.

Día treinta y cinco

• Beber 6-8 vasos de agua
• Ir a caminar o trota, o marcha en el lugar durante al menos 13 minutos
• Durante **7** minutos, ir a un lugar tranquilo, sentarse cómodamente, cierra los ojos, respirar profundamente.
• Párese sobre una pierna y contar hasta 30, en pie sobre el otro y contar hasta 30
• Hacer 30 saltos de tijera
• Hacer 25 abdominales o hula hoop durante 35 segundos en una dirección y 35 segundos en la otra dirección
• Haga **20** círculos con los brazos, hacia adelante y hacia atrás
• Coma por lo menos dos piezas enteras de fruta
• Coma por lo menos una vez y media tazas de verduras
• Mi objetivo: **(mantener esta meta o cambiar)**
• **Es tiempo de s para otro objetivo: (ejemplo: mira menos TV)**
• Algo que yo soy agradecido para hoy:
• Algo que me gusta de mí mismo:
• Algo agradable que hice para otra persona hoy en día:

• Notas:

*Si usted siente que cualquiera de estos ejercicios son demasiado fácil, se puede hacer algo más que la recomendación.

Día treinta y seis

- Beber 6-8 vasos de agua
- Ir a caminar o trota, o marcha en el lugar durante al menos **15** minutos
- Durante 7 minutos, ir a un lugar tranquilo, sentarse cómodamente, cierra los ojos, respirar profundamente.
- Párese sobre una pierna y contar hasta 30, en pie sobre el otro y contar hasta 30
- Hacer 30 saltos de tijera
- Hacer 25 abdominales o hula hoop durante 35 segundos en una dirección y 35 segundos en la otra dirección
- Haga 20 círculos con los brazos, hacia adelante y hacia atrás
- Coma por lo menos dos piezas enteras de fruta
- Coma por lo menos una vez y media tazas de verduras
- Primer objetivo:
- Segundo objetivo:
- Algo que yo soy agradecido para hoy:
- Algo que me gusta de mí mismo:
- Algo agradable que hice para otra persona hoy en día:

- Notas:

Día treinta y siete

- Beber 6-8 vasos de agua
- Ir a caminar o trota, o marcha en el lugar durante al menos 15 minutos
- Durante 7 minutos, ir a un lugar tranquilo, sentarse cómodamente, cierra los ojos, respirar profundamente.
- **Hop en una pierna** y contar hasta 10, luego el otro y contar hasta 10
- Hacer 30 saltos de tijera
- Hacer 25 abdominales o hula hoop durante 35 segundos en una dirección y 35 segundos en la otra dirección
- Haga 20 círculos con los brazos, hacia adelante y hacia atrás
- Coma por lo menos dos piezas enteras de fruta
- Coma por lo menos una vez y media tazas de verduras
- Primer objetivo:
- Segundo objetivo:
- Algo que yo soy agradecido para hoy:
- Algo que me gusta de mí mismo:
- Algo agradable que hice para otra persona hoy en día:

- Notas:

Día treinta y ocho

- Beber 6-8 vasos de agua
- Ir a caminar o trota, o marcha en el lugar durante al menos 15 minutos
- Durante 7 minutos, ir a un lugar tranquilo, sentarse cómodamente, cierra los ojos, respirar profundamente.
- Hop en una pierna y contar hasta 10, luego el otro y contar hasta 10
- Hacer **35** saltos de tijera
- Hacer 25 abdominales o hula hoop durante 35 segundos en una dirección y 35 segundos en la otra dirección
- Haga 20 círculos con los brazos, hacia adelante y hacia atrás
- Coma por lo menos dos piezas enteras de fruta
- Coma por lo menos una vez y media tazas de verduras
- Primer objetivo:
- Segundo objetivo:
- Algo que yo soy agradecido para hoy:
- Algo que me gusta de mí mismo:
- Algo agradable que hice para otra persona hoy en día:

- Notas:

Día treinta y nueve

- Beber 6-8 vasos de agua
- Ir a caminar o trota, o marcha en el lugar durante al menos 15 minutos
- Durante 7 minutos, ir a un lugar tranquilo, sentarse cómodamente, cierra los ojos, respirar profundamente.
- Hop en una pierna y contar hasta 10, luego el otro y contar hasta 10
- Hacer 35 saltos de tijera
- Hacer 25 abdominales o hula hoop durante 35 segundos en una dirección y 35 segundos en la otra dirección
- Haga 20 círculos con los brazos, hacia adelante y hacia atrás
- Coma por lo menos dos piezas enteras de fruta
- Coma por lo menos **dos** tazas de verduras
- Primer objetivo:
- Segundo objetivo:
- Algo que yo soy agradecido para hoy:
- Algo que me gusta de mí mismo:
- Algo agradable que hice para otra persona hoy en día:

- Notas:

Día cuarenta

- Beber 6-8 vasos de agua
- Ir a caminar o trota, o marcha en el lugar durante al menos 15 minutos
- Durante 7 minutos, ir a un lugar tranquilo, sentarse cómodamente, cierra los ojos, respirar profundamente.
- Hop en una pierna y contar hasta 10, luego el otro y contar hasta 10
- Hacer 35 saltos de tijera
- Hacer 30 abdominales o hula hoop durante 40 segundos en una dirección y 40 segundos en la otra dirección
- Haga 20 círculos con los brazos, hacia adelante y hacia atrás
- Coma por lo menos dos piezas enteras de fruta
- Coma por lo menos dos tazas de verduras
- Primer objetivo:
- Segundo objetivo:
- Algo que yo soy agradecido para hoy:
- Algo que me gusta de mí mismo:
- Algo agradable que hice para otra persona hoy en día:

- Notas:

Día cuarenta y uno

- Beber 6-8 vasos de agua
- Ir a caminar o trota, o marcha en el lugar durante al menos 15 minutos
- Durante 7 minutos, ir a un lugar tranquilo, sentarse cómodamente, cierra los ojos, respirar profundamente.
- Hop en una pierna y contar hasta 10, luego el otro y contar hasta 10
- Hacer 35 saltos de tijera
- Hacer 30 abdominales o hula hoop durante 40 segundos en una dirección y 40 segundos en la otra dirección
- Haga 20 círculos con los brazos, hacia adelante y hacia atrás
- Coma por lo menos dos piezas enteras de fruta
- Coma por lo menos dos tazas de verduras
- Primer objetivo:
- Segundo objetivo:
- Algo que yo soy agradecido para hoy:
- Algo que me gusta de mí mismo:
- Algo agradable que hice para otra persona hoy en día:

- Notas:

Día cuarenta y dos

- Beber 6-8 vasos de agua
- Ir a caminar o trota, o marcha en el lugar durante al menos 15 minutos
- Durante 7 minutos, ir a un lugar tranquilo, sentarse cómodamente, cierra los ojos, respirar profundamente.
- Hop en una pierna y contar hasta 10, luego el otro y contar hasta 10
- Hacer 35 saltos de tijera
- Hacer 30 abdominales o hula hoop durante 40 segundos en una dirección y 40 segundos en la otra dirección
- Haga **25** círculos con los brazos, hacia adelante y hacia atrás
- Coma por lo menos dos piezas enteras de fruta
- Coma por lo menos dos tazas de verduras
- Primer objetivo:
- Segundo objetivo:
- Algo que yo soy agradecido para hoy:
- Algo que me gusta de mí mismo:
- Algo agradable que hice para otra persona hoy en día:

- Notas:

Día cuarenta y tres

- Beber 6-8 vasos de agua
- Ir a caminar o trota, o marcha en el lugar durante al menos **17** minutos
- Durante 7 minutos, ir a un lugar tranquilo, sentarse cómodamente, cierra los ojos, respirar profundamente.
- Hop en una pierna y contar hasta 10, luego el otro y contar hasta 10
- Hacer 35 saltos de tijera
- Hacer 30 abdominales o hula hoop durante 40 segundos en una dirección y 40 segundos en la otra dirección
- Haga 25 círculos con los brazos, hacia adelante y hacia atrás
- Coma por lo menos dos piezas enteras de fruta
- Coma por lo menos dos tazas de verduras
- Primer objetivo:
- Segundo objetivo:
- Algo que yo soy agradecido para hoy:
- Algo que me gusta de mí mismo:
- Algo agradable que hice para otra persona hoy en día:

- Notas:

Día cuarenta y cuatro

- Beber 6-8 vasos de agua
- Ir a caminar o trota, o marcha en el lugar durante al menos 17 minutos
- Durante 7 minutos, ir a un lugar tranquilo, sentarse cómodamente, cierra los ojos, respirar profundamente.
- Hop en una pierna y contar hasta **15**, luego el otro y contar hasta **15**
- Hacer 35 saltos de tijera
- Hacer 30 abdominales o hula hoop durante 40 segundos en una dirección y 40 segundos en la otra dirección
- Haga 25 círculos con los brazos, hacia adelante y hacia atrás
- Coma por lo menos dos piezas enteras de fruta
- Coma por lo menos dos tazas de verduras
- Primer objetivo:
- Segundo objetivo:
- Algo que yo soy agradecido para hoy:
- Algo que me gusta de mí mismo:
- Algo agradable que hice para otra persona hoy en día:

- Notas:

Día cuarenta y cinco

- Beber 6-8 vasos de agua
- Ir a caminar o trota, o marcha en el lugar durante al menos 17 minutos
- Durante 7 minutos, ir a un lugar tranquilo, sentarse cómodamente, cierra los ojos, respirar profundamente.
- Hop en una pierna y contar hasta 15, luego el otro y contar hasta 15
- Hacer **40** saltos de tijera
- Hacer 30 abdominales o hula hoop durante 40 segundos en una dirección y 40 segundos en la otra dirección
- Haga 25 círculos con los brazos, hacia adelante y hacia atrás
- Coma por lo menos dos piezas enteras de fruta
- Coma por lo menos dos tazas de verduras
- Primer objetivo:
- Segundo objetivo:
- Algo que yo soy agradecido para hoy:
- Algo que me gusta de mí mismo:
- Algo agradable que hice para otra persona hoy en día:

- Notas:

Día cuarenta y seis

- Beber 6-8 vasos de agua
- Ir a caminar o trota, o marcha en el lugar durante al menos 17 minutos
- Durante 7 minutos, ir a un lugar tranquilo, sentarse cómodamente, cierra los ojos, respirar profundamente.
- Hop en una pierna y contar hasta 15, luego el otro y contar hasta 15
- Hacer 40 saltos de tijera
- Hacer 30 abdominales o hula hoop durante 40 segundos en una dirección y 40 segundos en la otra dirección
- Haga 25 círculos con los brazos, hacia adelante y hacia atrás
- Coma por lo menos dos piezas enteras de fruta
- Coma por lo menos **dos y media** tazas de verduras
- Primer objetivo:
- Segundo objetivo:
- Algo que yo soy agradecido para hoy:
- Algo que me gusta de mí mismo:
- Algo agradable que hice para otra persona hoy en día:

- Notas:

Día cuarenta y siete

- Beber 6-8 vasos de agua
- Ir a caminar o trota, o marcha en el lugar durante al menos 17 minutos
- Durante 7 minutos, ir a un lugar tranquilo, sentarse cómodamente, cierra los ojos, respirar profundamente.
- Hop en una pierna y contar hasta 15, luego el otro y contar hasta 15
- Hacer 40 saltos de tijera
- Hacer **35** abdominales o hula hoop durante **45** segundos en una dirección y **45** segundos en la otra dirección
- Haga 25 círculos con los brazos, hacia adelante y hacia atrás
- Coma por lo menos dos piezas enteras de fruta
- Coma por lo menos dos y media tazas de verduras
- Primer objetivo:
- Segundo objetivo:
- Algo que yo soy agradecido para hoy:
- Algo que me gusta de mí mismo:
- Algo agradable que hice para otra persona hoy en día:

- Notas:

Día cuarenta y ocho

- Beber 6-8 vasos de agua
- Ir a caminar o trota, o marcha en el lugar durante al menos 17 minutos
- Durante 7 minutos, ir a un lugar tranquilo, sentarse cómodamente, cierra los ojos, respirar profundamente.
- Hop en una pierna y contar hasta 15, luego el otro y contar hasta 15
- Hacer 40 saltos de tijera
- Hacer 35 abdominales o hula hoop durante 45 segundos en una dirección y 45 segundos en la otra dirección
- Haga 25 círculos con los brazos, hacia adelante y hacia atrás
- Coma por lo menos dos piezas enteras de fruta
- Coma por lo menos dos y media tazas de verduras
- Primer objetivo:
- Segundo objetivo:
- Algo que yo soy agradecido para hoy:
- Algo que me gusta de mí mismo:
- Algo agradable que hice para otra persona hoy en día:

- Notas:

Día cuarenta y nueve

- Beber 6-8 vasos de agua
- Ir a caminar o trota, o marcha en el lugar durante al menos 17 minutos
- Durante 7 minutos, ir a un lugar tranquilo, sentarse cómodamente, cierra los ojos, respirar profundamente.
- Hop en una pierna y contar hasta 15, luego el otro y contar hasta 15
- Hacer 40 saltos de tijera
- Hacer 35 abdominales o hula hoop durante 45 segundos en una dirección y 45 segundos en la otra dirección
- Haga **30** círculos con los brazos, hacia adelante y hacia atrás
- Coma por lo menos dos piezas enteras de fruta
- Coma por lo menos dos y media tazas de verduras
- Primer objetivo:
- Segundo objetivo:
- Algo que yo soy agradecido para hoy:
- Algo que me gusta de mí mismo:
- Algo agradable que hice para otra persona hoy en día:

- Notas:

Día cincuenta

- Beber 6-8 vasos de agua
- Ir a caminar o trota, o marcha en el lugar durante al menos **19** minutos
- Durante 7 minutos, ir a un lugar tranquilo, sentarse cómodamente, cierra los ojos, respirar profundamente.
- Hop en una pierna y contar hasta 15, luego el otro y contar hasta 15
- Hacer 40 saltos de tijera
- Hacer 35 abdominales o hula hoop durante 45 segundos en una dirección y 45 segundos en la otra dirección
- Haga 30 círculos con los brazos, hacia adelante y hacia atrás
- Coma por lo menos dos piezas enteras de fruta
- Coma por lo menos dos y media tazas de verduras
- Primer objetivo:
- Segundo objetivo:
- Algo que yo soy agradecido para hoy:
- Algo que me gusta de mí mismo:
- Algo agradable que hice para otra persona hoy en día:

- Notas:

Día cincuenta y uno

- Beber 6-8 vasos de agua
- Ir a caminar o trota, o marcha en el lugar durante al menos 19 minutos
- Durante 7 minutos, ir a un lugar tranquilo, sentarse cómodamente, cierra los ojos, respirar profundamente.
- Hop en una pierna y contar hasta **20**, luego el otro y contar hasta **20**
- Hacer 40 saltos de tijera
- Hacer 35 abdominales o hula hoop durante 45 segundos en una dirección y 45 segundos en la otra dirección
- Haga 30 círculos con los brazos, hacia adelante y hacia atrás
- Coma por lo menos dos piezas enteras de fruta
- Coma por lo menos dos y media tazas de verduras
- Primer objetivo:
- Segundo objetivo:
- Algo que yo soy agradecido para hoy:
- Algo que me gusta de mí mismo:
- Algo agradable que hice para otra persona hoy en día:

- Notas:

Día cincuenta y dos

- Beber 6-8 vasos de agua
- Ir a caminar o trota, o marcha en el lugar durante al menos 19 minutos
- Durante 7 minutos, ir a un lugar tranquilo, sentarse cómodamente, cierra los ojos, respirar profundamente.
- Hop en una pierna y contar hasta 20, luego el otro y contar hasta 20
- Hacer **45** saltos de tijera
- Hacer 35 abdominales o hula hoop durante 45 segundos en una dirección y 45 segundos en la otra dirección
- Haga 30 círculos con los brazos, hacia adelante y hacia atrás
- Coma por lo menos dos piezas enteras de fruta
- Coma por lo menos dos y media tazas de verduras
- Primer objetivo:
- Segundo objetivo:
- Algo que yo soy agradecido para hoy:
- Algo que me gusta de mí mismo:
- Algo agradable que hice para otra persona hoy en día:

- Notas:

Día cincuenta y tres

- Beber 6-8 vasos de agua
- Ir a caminar o trota, o marcha en el lugar durante al menos 19 minutos
- Durante 7 minutos, ir a un lugar tranquilo, sentarse cómodamente, cierra los ojos, respirar profundamente.
- Hop en una pierna y contar hasta 20, luego el otro y contar hasta 20
- Hacer 45 saltos de tijera
- Hacer 35 abdominales o hula hoop durante 45 segundos en una dirección y 45 segundos en la otra dirección
- Haga 30 círculos con los brazos, hacia adelante y hacia atrás
- Coma por lo menos dos piezas enteras de fruta
- Coma por lo menos dos y media tazas de verduras
- Primer objetivo:
- Segundo objetivo:
- Algo que yo soy agradecido para hoy:
- Algo que me gusta de mí mismo:
- Algo agradable que hice para otra persona hoy en día:

- Notas:

Día cincuenta y cuatro

- Beber 6-8 vasos de agua
- Ir a caminar o trota, o marcha en el lugar durante al menos 19 minutos
- Durante 7 minutos, ir a un lugar tranquilo, sentarse cómodamente, cierra los ojos, respirar profundamente.
- Hop en una pierna y contar hasta 20, luego el otro y contar hasta 20
- Hacer 45 saltos de tijera
- Hacer 40 abdominales o hula hoop durante 50 segundos en una dirección y 50 segundos en la otra dirección
- Haga 30 círculos con los brazos, hacia adelante y hacia atrás
- Coma por lo menos dos piezas enteras de fruta
- Coma por lo menos dos y media tazas de verduras
- Primer objetivo:
- Segundo objetivo:
- Algo que yo soy agradecido para hoy:
- Algo que me gusta de mí mismo:
- Algo agradable que hice para otra persona hoy en día:

- Notas:

Día cincuenta y cinco

- Beber 6-8 vasos de agua
- Ir a caminar o trota, o marcha en el lugar durante al menos 19 minutos
- Durante 7 minutos, ir a un lugar tranquilo, sentarse cómodamente, cierra los ojos, respirar profundamente.
- Hop en una pierna y contar hasta 20, luego el otro y contar hasta 20
- Hacer 45 saltos de tijera
- Hacer 40 abdominales o hula hoop durante 50 segundos en una dirección y 50 segundos en la otra dirección
- Haga 30 círculos con los brazos, hacia adelante y hacia atrás
- Coma por lo menos dos piezas enteras de fruta
- Coma por lo menos dos y media tazas de verduras
- Primer objetivo:
- Segundo objetivo:
- Algo que yo soy agradecido para hoy:
- Algo que me gusta de mí mismo:
- Algo agradable que hice para otra persona hoy en día:

- Notas:

Día cincuenta y seis

- Beber 6-8 vasos de agua
- Ir a caminar o trota, o marcha en el lugar durante al menos 19 minutos
- Durante 7 minutos, ir a un lugar tranquilo, sentarse cómodamente, cierra los ojos, respirar profundamente.
- Hop en una pierna y contar hasta 20, luego el otro y contar hasta 20
- Hacer 45 saltos de tijera
- Hacer 40 abdominales o hula hoop durante 50 segundos en una dirección y 50 segundos en la otra dirección
- Haga **20** círculos con los brazos, hacia adelante y hacia atrás, **repetir haciendo círculos grandes o más pequeños**
- Coma por lo menos dos piezas enteras de fruta
- Coma por lo menos dos y media tazas de verduras
- Primer objetivo:
- Segundo objetivo:
- Algo que yo soy agradecido para hoy:
- Algo que me gusta de mí mismo:
- Algo agradable que hice para otra persona hoy en día:

- Notas:

Día cincuenta y siete

- Beber 6-8 vasos de agua
- Ir a caminar o trota, o marcha en el lugar durante al menos **21** minutos
- Durante 7 minutos, ir a un lugar tranquilo, sentarse cómodamente, cierra los ojos, respirar profundamente.
- Hop en una pierna y contar hasta 20, luego el otro y contar hasta 20
- Hacer 45 saltos de tijera
- Hacer 40 abdominales o hula hoop durante 50 segundos en una dirección y 50 segundos en la otra dirección
- Haga 20 círculos con los brazos, hacia adelante y hacia atrás, repetir haciendo círculos grandes o más pequeños
- Coma por lo menos dos piezas enteras de fruta
- Coma por lo menos dos y media tazas de verduras
- Primer objetivo:
- Segundo objetivo:
- Algo que yo soy agradecido para hoy:
- Algo que me gusta de mí mismo:
- Algo agradable que hice para otra persona hoy en día:

- Notas:

Día cincuenta y ocho

- Beber 6-8 vasos de agua
- Ir a caminar o trota, o marcha en el lugar durante al menos 21 minutos
- Durante 7 minutos, ir a un lugar tranquilo, sentarse cómodamente, cierra los ojos, respirar profundamente.
- Hop en una pierna y contar hasta **25**, luego el otro y contar hasta **25**
- Hacer 45 saltos de tijera
- Hacer 40 abdominales o hula hoop durante 50 segundos en una dirección y 50 segundos en la otra dirección
- Haga 20 círculos con los brazos, hacia adelante y hacia atrás, repetir haciendo círculos grandes o más pequeños
- Coma por lo menos dos piezas enteras de fruta
- Coma por lo menos dos y media tazas de verduras
- Primer objetivo:
- Segundo objetivo:
- Algo que yo soy agradecido para hoy:
- Algo que me gusta de mí mismo:
- Algo agradable que hice para otra persona hoy en día:

- Notas:

Día cincuenta y nueve

- Beber 6-8 vasos de agua
- Ir a caminar o trota, o marcha en el lugar durante al menos 21 minutos
- Durante 7 minutos, ir a un lugar tranquilo, sentarse cómodamente, cierra los ojos, respirar profundamente.
- Hop en una pierna y contar hasta 25, luego el otro y contar hasta 25
- Hacer **50** saltos de tijera
- Hacer 40 abdominales o hula hoop durante 50 segundos en una dirección y 50 segundos en la otra dirección
- Haga 20 círculos con los brazos, hacia adelante y hacia atrás, repetir haciendo círculos grandes o más pequeños
- Coma por lo menos dos piezas enteras de fruta
- Coma por lo menos dos y media tazas de verduras
- Primer objetivo:
- Segundo objetivo:
- Algo que yo soy agradecido para hoy:
- Algo que me gusta de mí mismo:
- Algo agradable que hice para otra persona hoy en día:

- Notas:

Día sesenta

- Beber 6-8 vasos de agua
- Ir a caminar o trota, o marcha en el lugar durante al menos 21 minutos
- Durante 7 minutos, ir a un lugar tranquilo, sentarse cómodamente, cierra los ojos, respirar profundamente.
- Hop en una pierna y contar hasta 25, luego el otro y contar hasta 25
- Hacer 50 saltos de tijera
- Hacer 40 abdominales o hula hoop durante 50 segundos en una dirección y 50 segundos en la otra dirección
- Haga 20 círculos con los brazos, hacia adelante y hacia atrás, repetir haciendo círculos grandes o más pequeños
- Coma por lo menos dos piezas enteras de fruta
- Coma por lo menos dos y media tazas de verduras
- Primer objetivo:
- Segundo objetivo:
- Algo que yo soy agradecido para hoy:
- Algo que me gusta de mí mismo:
- Algo agradable que hice para otra persona hoy en día:

- Notas:

Día sesenta y uno

- Beber 6-8 vasos de agua
- Ir a caminar o trota, o marcha en el lugar durante al menos 21 minutos
- Durante 7 minutos, ir a un lugar tranquilo, sentarse cómodamente, cierra los ojos, respirar profundamente.
- Hop en una pierna y contar hasta 25, luego el otro y contar hasta 25
- Hacer 50 saltos de tijera
- Hacer 40 abdominales o hula hoop durante 50 segundos en una dirección y 50 segundos en la otra dirección
- Haga 20 círculos con los brazos, hacia adelante y hacia atrás, repetir haciendo círculos grandes o más pequeños
- **Haz 3 flexiones (en las rodillas o con las piernas estiradas hacia fuera)**
- Coma por lo menos dos piezas enteras de fruta
- Coma por lo menos dos y media tazas de verduras
- Primer objetivo:
- Segundo objetivo:
- Algo que yo soy agradecido para hoy:
- Algo que me gusta de mí mismo:
- Algo agradable que hice para otra persona hoy en día:

- Notas:

Día sesenta y dos

- Beber 6-8 vasos de agua
- Ir a caminar o trota, o marcha en el lugar durante al menos 21 minutos
- Durante 7 minutos, ir a un lugar tranquilo, sentarse cómodamente, cierra los ojos, respirar profundamente.
- Hop en una pierna y contar hasta 25, luego el otro y contar hasta 25
- Hacer 50 saltos de tijera
- Hacer 45 abdominales o hula hoop durante 55 segundos en una dirección y 55 segundos en la otra dirección
- Haga 20 círculos con los brazos, hacia adelante y hacia atrás, repetir haciendo círculos grandes o más pequeños
- Haz 3 flexiones
- Coma por lo menos dos piezas enteras de fruta
- Coma por lo menos dos y media tazas de verduras
- Primer objetivo:
- Segundo objetivo:
- Algo que yo soy agradecido para hoy:
- Algo que me gusta de mí mismo:
- Algo agradable que hice para otra persona hoy en día:

- Notas:

Día sesenta y tres

- Beber 6-8 vasos de agua
- Ir a caminar o trota, o marcha en el lugar durante al menos 21 minutos
- Durante 7 minutos, ir a un lugar tranquilo, sentarse cómodamente, cierra los ojos, respirar profundamente.
- Hop en una pierna y contar hasta 25, luego el otro y contar hasta 25
- Hacer 50 saltos de tijera
- Hacer 45 abdominales o hula hoop durante 55 segundos en una dirección y 55 segundos en la otra dirección
- Haga **25** círculos con los brazos, hacia adelante y hacia atrás, repetir haciendo círculos grandes o más pequeños
- Haz 3 flexiones
- Coma por lo menos dos piezas enteras de fruta
- Coma por lo menos dos y media tazas de verduras
- Primer objetivo: **(cambiar o mantener)**
- Segundo objetivo: **(cambiar o mantener)**
- **Es hora de una nueva meta: (no tiene que ser relacionada con la salud)**
- Algo que yo soy agradecido para hoy:
- Algo que me gusta de mí mismo:
- Algo agradable que hice para otra persona hoy en día:

- Notas:

Día sesenta y cuatro

- Beber 6-8 vasos de agua
- Ir a caminar o trota, o marcha en el lugar durante al menos **23** minutos
- Durante 7 minutos, ir a un lugar tranquilo, sentarse cómodamente, cierra los ojos, respirar profundamente.
- Hop en una pierna y contar hasta 25, luego el otro y contar hasta 25
- Hacer 50 saltos de tijera
- Hacer 45 abdominales o hula hoop durante 55 segundos en una dirección y 55 segundos en la otra dirección
- Haga 25 círculos con los brazos, hacia adelante y hacia atrás, repetir haciendo círculos grandes o más pequeños
- Haz 3 flexiones
- Coma por lo menos dos piezas enteras de fruta
- Coma por lo menos dos y media tazas de verduras
- Primer objetivo:
- Segundo objetivo:
- Tercer objetivo:
- Algo que yo soy agradecido para hoy:
- Algo que me gusta de mí mismo:
- Algo agradable que hice para otra persona hoy en día:

- Notas:

Día sesenta y cinco

- Beber 6-8 vasos de agua
- Ir a caminar o trota, o marcha en el lugar durante al menos 23 minutos
- Durante 7 minutos, ir a un lugar tranquilo, sentarse cómodamente, cierra los ojos, respirar profundamente.
- Hop en una pierna y contar hasta 30, luego el otro y contar hasta 30
- Hacer 50 saltos de tijera
- Hacer 45 abdominales o hula hoop durante 55 segundos en una dirección y 55 segundos en la otra dirección
- Haga 25 círculos con los brazos, hacia adelante y hacia atrás, repetir haciendo círculos grandes o más pequeños
- Haz 3 flexiones
- Coma por lo menos dos piezas enteras de fruta
- Coma por lo menos dos y media tazas de verduras
- Primer objetivo:
- Segundo objetivo:
- Tercer objetivo:
- Algo que yo soy agradecido para hoy:
- Algo que me gusta de mí mismo:
- Algo agradable que hice para otra persona hoy en día:

- Notas:

Día sesenta y seis

- Beber 6-8 vasos de agua
- Ir a caminar o trota, o marcha en el lugar durante al menos 23 minutos
- Durante 7 minutos, ir a un lugar tranquilo, sentarse cómodamente, cierra los ojos, respirar profundamente.
- Hop en una pierna y contar hasta 30, luego el otro y contar hasta 30
- Hacer **55** saltos de tijera
- Hacer 45 abdominales o hula hoop durante 55 segundos en una dirección y 55 segundos en la otra dirección
- Haga 25 círculos con los brazos, hacia adelante y hacia atrás, repetir haciendo círculos grandes o más pequeños
- Haz 3 flexiones
- Coma por lo menos dos piezas enteras de fruta
- Coma por lo menos dos y media tazas de verduras
- Primer objetivo:
- Segundo objetivo:
- Tercer objetivo:
- Algo que yo soy agradecido para hoy:
- Algo que me gusta de mí mismo:
- Algo agradable que hice para otra persona hoy en día:

- Notas:

Día sesenta y siete

- Beber 6-8 vasos de agua
- Ir a caminar o trota, o marcha en el lugar durante al menos 23 minutos
- Durante 7 minutos, ir a un lugar tranquilo, sentarse cómodamente, cierra los ojos, respirar profundamente.
- Hop en una pierna y contar hasta 30, luego el otro y contar hasta 30
- Hacer 55 saltos de tijera
- Hacer 45 abdominales o hula hoop durante 55 segundos en una dirección y 55 segundos en la otra dirección
- Haga 25 círculos con los brazos, hacia adelante y hacia atrás, repetir haciendo círculos grandes o más pequeños
- Haz 3 flexiones
- Coma por lo menos dos piezas enteras de fruta
- Coma por lo menos dos y media tazas de verduras
- Primer objetivo:
- Segundo objetivo:
- Tercer objetivo:
- Algo que yo soy agradecido para hoy:
- Algo que me gusta de mí mismo:
- Algo agradable que hice para otra persona hoy en día:

- Notas:

Día sesenta y ocho

- Beber 6-8 vasos de agua
- Ir a caminar o trota, o marcha en el lugar durante al menos 23 minutos
- Durante 7 minutos, ir a un lugar tranquilo, sentarse cómodamente, cierra los ojos, respirar profundamente.
- Hop en una pierna y contar hasta 30, luego el otro y contar hasta 30
- Hacer 55 saltos de tijera
- Hacer 45 abdominales o hula hoop durante 55 segundos en una dirección y 55 segundos en la otra dirección
- Haga 25 círculos con los brazos, hacia adelante y hacia atrás, repetir haciendo círculos grandes o más pequeños
- Haz 5 flexiones
- Coma por lo menos dos piezas enteras de fruta
- Coma por lo menos dos y media tazas de verduras
- Primer objetivo:
- Segundo objetivo:
- Tercer objetivo:
- Algo que yo soy agradecido para hoy:
- Algo que me gusta de mí mismo:
- Algo agradable que hice para otra persona hoy en día:

- Notas:

Día sesenta y nueve

- Beber 6-8 vasos de agua
- Ir a caminar o trota, o marcha en el lugar durante al menos 23 minutos
- Durante 7 minutos, ir a un lugar tranquilo, sentarse cómodamente, cierra los ojos, respirar profundamente.
- Hop en una pierna y contar hasta 30, luego el otro y contar hasta 30
- Hacer 55 saltos de tijera
- Hacer **50** abdominales o hula hoop durante **60** segundos en una dirección y **60** segundos en la otra dirección
- Haga 25 círculos con los brazos, hacia adelante y hacia atrás, repetir haciendo círculos grandes o más pequeños
- Haz 5 flexiones
- Coma por lo menos dos piezas enteras de fruta
- Coma por lo menos dos y media tazas de verduras
- Primer objetivo:
- Segundo objetivo:
- Tercer objetivo:
- Algo que yo soy agradecido para hoy:
- Algo que me gusta de mí mismo:
- Algo agradable que hice para otra persona hoy en día:

- Notas:

Día setenta

- Beber 6-8 vasos de agua
- Ir a caminar o trota, o marcha en el lugar durante al menos 23 minutos
- Durante 7 minutos, ir a un lugar tranquilo, sentarse cómodamente, cierra los ojos, respirar profundamente.
- Hop en una pierna y contar hasta 30, luego el otro y contar hasta 30
- Hacer 55 saltos de tijera
- Hacer 50 abdominales o hula hoop durante 60 segundos en una dirección y 60 segundos en la otra dirección
- Haga **30** círculos con los brazos, hacia adelante y hacia atrás, repetir haciendo círculos grandes o más pequeños
- Haz 5 flexiones
- Coma por lo menos dos piezas enteras de fruta
- Coma por lo menos dos y media tazas de verduras
- Primer objetivo:
- Segundo objetivo:
- Tercer objetivo:
- Algo que yo soy agradecido para hoy:
- Algo que me gusta de mí mismo:
- Algo agradable que hice para otra persona hoy en día:

- Notas:

Día setenta y uno

- Beber 6-8 vasos de agua
- Ir a caminar o trota, o marcha en el lugar durante al menos 25 minutos
- Durante 7 minutos, ir a un lugar tranquilo, sentarse cómodamente, cierra los ojos, respirar profundamente.
- Hop en una pierna y contar hasta 30, luego el otro y contar hasta 30
- Hacer 55 saltos de tijera
- Hacer 50 abdominales o hula hoop durante 60 segundos en una dirección y 60 segundos en la otra dirección
- Haga 30 círculos con los brazos, hacia adelante y hacia atrás, repetir haciendo círculos grandes o más pequeños
- Haz 5 flexiones
- Coma por lo menos dos piezas enteras de fruta
- Coma por lo menos dos y media tazas de verduras
- Primer objetivo:
- Segundo objetivo:
- Tercer objetivo:
- Algo que yo soy agradecido para hoy:
- Algo que me gusta de mí mismo:
- Algo agradable que hice para otra persona hoy en día:

- Notas:

Día setenta y dos

- Beber 6-8 vasos de agua
- Ir a caminar o trota, o marcha en el lugar durante al menos 25 minutos
- Durante 7 minutos, ir a un lugar tranquilo, sentarse cómodamente, cierra los ojos, respirar profundamente.
- Hop en una pierna y contar hasta **35**, luego el otro y contar hasta **35**
- Hacer 55 saltos de tijera
- Hacer 50 abdominales o hula hoop durante 60 segundos en una dirección y 60 segundos en la otra dirección
- Haga 30 círculos con los brazos, hacia adelante y hacia atrás, repetir haciendo círculos grandes o más pequeños
- Haz 5 flexiones
- Coma por lo menos dos piezas enteras de fruta
- Coma por lo menos dos y media tazas de verduras
- Primer objetivo:
- Segundo objetivo:
- Tercer objetivo:
- Algo que yo soy agradecido para hoy:
- Algo que me gusta de mí mismo:
- Algo agradable que hice para otra persona hoy en día:

- Notas:

Día setenta y tres

- Beber 6-8 vasos de agua
- Ir a caminar o trota, o marcha en el lugar durante al menos 25 minutos
- Durante 7 minutos, ir a un lugar tranquilo, sentarse cómodamente, cierra los ojos, respirar profundamente.
- Hop en una pierna y contar hasta 35, luego el otro y contar hasta 35
- Hacer **60** saltos de tijera
- Hacer 50 abdominales o hula hoop durante 60 segundos en una dirección y 60 segundos en la otra dirección
- Haga 30 círculos con los brazos, hacia adelante y hacia atrás, repetir haciendo círculos grandes o más pequeños
- Haz 5 flexiones
- Coma por lo menos dos piezas enteras de fruta
- Coma por lo menos dos y media tazas de verduras
- Primer objetivo:
- Segundo objetivo:
- Tercer objetivo:
- Algo que yo soy agradecido para hoy:
- Algo que me gusta de mí mismo:
- Algo agradable que hice para otra persona hoy en día:

- Notas:

Día setenta y cuatro

- Beber 6-8 vasos de agua
- Ir a caminar o trota, o marcha en el lugar durante al menos 25 minutos
- Durante 7 minutos, ir a un lugar tranquilo, sentarse cómodamente, cierra los ojos, respirar profundamente.
- Hop en una pierna y contar hasta 35, luego el otro y contar hasta 35
- Hacer 60 saltos de tijera
- Hacer 50 abdominales o hula hoop durante 60 segundos en una dirección y 60 segundos en la otra dirección
- Haga 30 círculos con los brazos, hacia adelante y hacia atrás, repetir haciendo círculos grandes o más pequeños
- Haz 5 flexiones
- Coma por lo menos dos piezas enteras de fruta
- Coma por lo menos dos y media tazas de verduras
- Primer objetivo:
- Segundo objetivo:
- Tercer objetivo:
- Algo que yo soy agradecido para hoy:
- Algo que me gusta de mí mismo:
- Algo agradable que hice para otra persona hoy en día:

- Notas:

Día setenta y cinco

- Beber 6-8 vasos de agua
- Ir a caminar o trota, o marcha en el lugar durante al menos 25 minutos
- Durante 7 minutos, ir a un lugar tranquilo, sentarse cómodamente, cierra los ojos, respirar profundamente.
- Hop en una pierna y contar hasta 35, luego el otro y contar hasta 35
- Hacer 60 saltos de tijera
- Hacer 50 abdominales o hula hoop durante 60 segundos en una dirección y 60 segundos en la otra dirección
- Haga 30 círculos con los brazos, hacia adelante y hacia atrás, repetir haciendo círculos grandes o más pequeños
- Haz **7** flexiones
- Coma por lo menos dos piezas enteras de fruta
- Coma por lo menos dos y media tazas de verduras
- Primer objetivo:
- Segundo objetivo:
- Tercer objetivo:
- Algo que yo soy agradecido para hoy:
- Algo que me gusta de mí mismo:
- Algo agradable que hice para otra persona hoy en día:

- Notas:

Día setenta y seis

- Beber 6-8 vasos de agua
- Ir a caminar o trota, o marcha en el lugar durante al menos 25 minutos
- Durante 7 minutos, ir a un lugar tranquilo, sentarse cómodamente, cierra los ojos, respirar profundamente.
- Hop en una pierna y contar hasta 35, luego el otro y contar hasta 35
- Hacer 60 saltos de tijera
- Hacer 50 abdominales o hula hoop durante 60 segundos en una dirección y 60 segundos en la otra dirección
- Haga 30 círculos con los brazos, hacia adelante y hacia atrás, repetir haciendo círculos grandes o más pequeños
- Haz 7 flexiones
- Coma por lo menos dos piezas enteras de fruta
- Coma por lo menos dos y media tazas de verduras
- Primer objetivo:
- Segundo objetivo:
- Tercer objetivo:
- Algo que yo soy agradecido para hoy:
- Algo que me gusta de mí mismo:
- Algo agradable que hice para otra persona hoy en día:

- Notas:

Día setenta y siete

- Beber 6-8 vasos de agua
- Ir a caminar o trota, o marcha en el lugar durante al menos 25 minutos
- Durante 7 minutos, ir a un lugar tranquilo, sentarse cómodamente, cierra los ojos, respirar profundamente.
- Hop en una pierna y contar hasta 35, luego el otro y contar hasta 35
- Hacer 60 saltos de tijera
- Hacer 50 abdominales o hula hoop durante 60 segundos en una dirección y 60 segundos en la otra dirección
- Haga **35** círculos con los brazos, hacia adelante y hacia atrás, repetir haciendo círculos grandes o más pequeños
- Haz 7 flexiones
- Coma por lo menos dos piezas enteras de fruta
- Coma por lo menos dos y media tazas de verduras
- Primer objetivo:
- Segundo objetivo:
- Tercer objetivo:
- Algo que yo soy agradecido para hoy:
- Algo que me gusta de mí mismo:
- Algo agradable que hice para otra persona hoy en día:

- Notas:

Día setenta y ocho

- Beber 6-8 vasos de agua
- Ir a caminar o trota, o marcha en el lugar durante al menos **27** minutos
- Durante 7 minutos, ir a un lugar tranquilo, sentarse cómodamente, cierra los ojos, respirar profundamente.
- Hop en una pierna y contar hasta 35, luego el otro y contar hasta 35
- Hacer 60 saltos de tijera
- Hacer 50 abdominales o hula hoop durante 60 segundos en una dirección y 60 segundos en la otra dirección
- Haga 35 círculos con los brazos, hacia adelante y hacia atrás, repetir haciendo círculos grandes o más pequeños
- Haz 7 flexiones
- Coma por lo menos dos piezas enteras de fruta
- Coma por lo menos dos y media tazas de verduras Primer objetivo:
- Segundo objetivo:
- Tercer objetivo:
- Algo que yo soy agradecido para hoy:
- Algo que me gusta de mí mismo:
- Algo agradable que hice para otra persona hoy en día:

- Notas:

Día setenta y nueve

- Beber 6-8 vasos de agua
- Ir a caminar o trota, o marcha en el lugar durante al menos 27 minutos
- Durante 7 minutos, ir a un lugar tranquilo, sentarse cómodamente, cierra los ojos, respirar profundamente.
- Hop en una pierna y contar hasta **40**, luego el otro y contar hasta **40**
- Hacer 60 saltos de tijera
- Hacer 50 abdominales o hula hoop durante 60 segundos en una dirección y 60 segundos en la otra dirección
- Haga 35 círculos con los brazos, hacia adelante y hacia atrás, repetir haciendo círculos grandes o más pequeños
- Haz 7 flexiones
- Coma por lo menos dos piezas enteras de fruta
- Coma por lo menos dos y media tazas de verduras
- Primer objetivo:
- Segundo objetivo:
- Tercer objetivo:
- Algo que yo soy agradecido para hoy:
- Algo que me gusta de mí mismo:
- Algo agradable que hice para otra persona hoy en día:

- Notas:

Día ochenta

- Beber 6-8 vasos de agua
- Ir a caminar o trota, o marcha en el lugar durante al menos 27 minutos
- Durante 7 minutos, ir a un lugar tranquilo, sentarse cómodamente, cierra los ojos, respirar profundamente.
- Hop en una pierna y contar hasta 40, luego el otro y contar hasta 40
- Hacer 60 saltos de tijera
- Hacer 50 abdominales o hula hoop durante 60 segundos en una dirección y 60 segundos en la otra dirección
- Haga 35 círculos con los brazos, hacia adelante y hacia atrás, repetir haciendo círculos grandes o más pequeños
- Haz 7 flexiones
- Coma por lo menos dos piezas enteras de fruta
- Coma por lo menos dos y media tazas de verduras
- Primer objetivo:
- Segundo objetivo:
- Tercer objetivo:
- Algo que yo soy agradecido para hoy:
- Algo que me gusta de mí mismo:
- Algo agradable que hice para otra persona hoy en día:

- Notas:

Día ochenta y uno

- Beber 6-8 vasos de agua
- Ir a caminar o trota, o marcha en el lugar durante al menos 27 minutos
- Durante 7 minutos, ir a un lugar tranquilo, sentarse cómodamente, cierra los ojos, respirar profundamente.
- Hop en una pierna y contar hasta 40, luego el otro y contar hasta 40
- Hacer 60 saltos de tijera
- Hacer 50 abdominales o hula hoop durante 60 segundos en una dirección y 60 segundos en la otra dirección
- Haga 35 círculos con los brazos, hacia adelante y hacia atrás, repetir haciendo círculos grandes o más pequeños
- Haz 7 flexiones
- Coma por lo menos dos piezas enteras de fruta
- Coma por lo menos dos y media tazas de verduras
- Primer objetivo:
- Segundo objetivo:
- Tercer objetivo:
- Algo que yo soy agradecido para hoy:
- Algo que me gusta de mí mismo:
- Algo agradable que hice para otra persona hoy en día:

- Notas:

Día ochenta y dos

- Beber 6-8 vasos de agua
- Ir a caminar o trota, o marcha en el lugar durante al menos 27 minutos
- Durante 7 minutos, ir a un lugar tranquilo, sentarse cómodamente, cierra los ojos, respirar profundamente.
- Hop en una pierna y contar hasta 40, luego el otro y contar hasta 40
- Hacer 60 saltos de tijera
- Hacer 50 abdominales o hula hoop durante 60 segundos en una dirección y 60 segundos en la otra dirección
- Haga 35 círculos con los brazos, hacia adelante y hacia atrás, repetir haciendo círculos grandes o más pequeños
- Haz 9 flexiones
- Coma por lo menos dos piezas enteras de fruta
- Coma por lo menos dos y media tazas de verduras
- Primer objetivo:
- Segundo objetivo:
- Tercer objetivo:
- Algo que yo soy agradecido para hoy:
- Algo que me gusta de mí mismo:
- Algo agradable que hice para otra persona hoy en día:

- Notas:

Día ochenta y tres

- Beber 6-8 vasos de agua
- Ir a caminar o trota, o marcha en el lugar durante al menos 27 minutos
- Durante 7 minutos, ir a un lugar tranquilo, sentarse cómodamente, cierra los ojos, respirar profundamente.
- Hop en una pierna y contar hasta 40, luego el otro y contar hasta 40
- Hacer 60 saltos de tijera
- Hacer 50 abdominales o hula hoop durante 60 segundos en una dirección y 60 segundos en la otra dirección
- Haga 35 círculos con los brazos, hacia adelante y hacia atrás, repetir haciendo círculos grandes o más pequeños
- Haz 9 flexiones
- Coma por lo menos dos piezas enteras de fruta
- Coma por lo menos dos y media tazas de verduras
- Primer objetivo:
- Segundo objetivo:
- Tercer objetivo:
- Algo que yo soy agradecido para hoy:
- Algo que me gusta de mí mismo:
- Algo agradable que hice para otra persona hoy en día:

- Notas:

Día ochenta y cuatro

- Beber 6-8 vasos de agua
- Ir a caminar o trota, o marcha en el lugar durante al menos 27 minutos
- Durante 7 minutos, ir a un lugar tranquilo, sentarse cómodamente, cierra los ojos, respirar profundamente.
- Hop en una pierna y contar hasta 40, luego el otro y contar hasta 40
- Hacer 60 saltos de tijera
- Hacer 50 abdominales o hula hoop durante 60 segundos en una dirección y 60 segundos en la otra dirección
- Haga 35 círculos con los brazos, hacia adelante y hacia atrás, repetir haciendo círculos grandes o más pequeños
- Haz 9 flexiones
- Coma por lo menos dos piezas enteras de fruta
- Coma por lo menos dos y media tazas de verduras
- Primer objetivo:
- Segundo objetivo:
- Tercer objetivo:
- Algo que yo soy agradecido para hoy:
- Algo que me gusta de mí mismo:
- Algo agradable que hice para otra persona hoy en día:

- Notas:

Día ochenta y cinco

- Beber 6-8 vasos de agua
- Ir a caminar o trota, o marcha en el lugar durante al menos 27 minutos
- Durante 7 minutos, ir a un lugar tranquilo, sentarse cómodamente, cierra los ojos, respirar profundamente.
- Hop en una pierna y contar hasta 40, luego el otro y contar hasta 40
- Hacer 60 saltos de tijera
- Hacer 50 abdominales o hula hoop durante 60 segundos en una dirección y 60 segundos en la otra dirección
- Haga 35 círculos con los brazos, hacia adelante y hacia atrás, repetir haciendo círculos grandes o más pequeños
- Haz 9 flexiones
- Coma por lo menos dos piezas enteras de fruta
- Coma por lo menos dos y media tazas de verduras
- Primer objetivo:
- Segundo objetivo:
- Tercer objetivo:
- Algo que yo soy agradecido para hoy:
- Algo que me gusta de mí mismo:
- Algo agradable que hice para otra persona hoy en día:

- Notas:

Día ochenta y seis

- Beber 6-8 vasos de agua
- Ir a caminar o trota, o marcha en el lugar durante al menos **30** minutos
- Durante 7 minutos, ir a un lugar tranquilo, sentarse cómodamente, cierra los ojos, respirar profundamente.
- Hop en una pierna y contar hasta **45**, luego el otro y contar hasta **45**
- Hacer 60 saltos de tijera
- Hacer 50 abdominales o hula hoop durante 60 segundos en una dirección y 60 segundos en la otra dirección
- Haga 35 círculos con los brazos, hacia adelante y hacia atrás, repetir haciendo círculos grandes o más pequeños
- Haz 9 flexiones
- Coma por lo menos dos piezas enteras de fruta
- Coma por lo menos dos y media tazas de verduras
- Primer objetivo:
- Segundo objetivo:
- Tercer objetivo:
- Algo que yo soy agradecido para hoy:
- Algo que me gusta de mí mismo:
- Algo agradable que hice para otra persona hoy en día:

- Notas:

Día ochenta y siete

- Beber 6-8 vasos de agua
- Ir a caminar o trota, o marcha en el lugar durante al menos 30 minutos
- Durante 7 minutos, ir a un lugar tranquilo, sentarse cómodamente, cierra los ojos, respirar profundamente.
- Hop en una pierna y contar hasta 45, luego el otro y contar hasta 45
- Hacer 60 saltos de tijera
- Hacer 50 abdominales o hula hoop durante 60 segundos en una dirección y 60 segundos en la otra dirección
- Haga 35 círculos con los brazos, hacia adelante y hacia atrás, repetir haciendo círculos grandes o más pequeños
- Haz 9 flexiones
- Coma por lo menos dos piezas enteras de fruta
- Coma por lo menos dos y media tazas de verduras
- Primer objetivo:
- Segundo objetivo:
- Tercer objetivo:
- Algo que yo soy agradecido para hoy:
- Algo que me gusta de mí mismo:
- Algo agradable que hice para otra persona hoy en día:

- Notas:

Día ochenta y ocho

- Beber 6-8 vasos de agua
- Ir a caminar o trota, o marcha en el lugar durante al menos 30 minutos
- Durante 7 minutos, ir a un lugar tranquilo, sentarse cómodamente, cierra los ojos, respirar profundamente.
- Hop en una pierna y contar hasta 45, luego el otro y contar hasta 45
- Hacer 60 saltos de tijera
- Hacer 50 abdominales o hula hoop durante 60 segundos en una dirección y 60 segundos en la otra dirección
- Haga 35 círculos con los brazos, hacia adelante y hacia atrás, repetir haciendo círculos grandes o más pequeños
- Haz 9 flexiones
- Coma por lo menos dos piezas enteras de fruta
- Coma por lo menos dos y media tazas de verduras
- Primer objetivo:
- Segundo objetivo:
- Tercer objetivo:
- Algo que yo soy agradecido para hoy:
- Algo que me gusta de mí mismo:
- Algo agradable que hice para otra persona hoy en día:

- Notas:

Día ochenta y nueve

- Beber 6-8 vasos de agua
- Ir a caminar o trota, o marcha en el lugar durante al menos 30 minutos
- Durante 7 minutos, ir a un lugar tranquilo, sentarse cómodamente, cierra los ojos, respirar profundamente.
- Hop en una pierna y contar hasta 45, luego el otro y contar hasta 45
- Hacer 60 saltos de tijera
- Hacer 50 abdominales o hula hoop durante 60 segundos en una dirección y 60 segundos en la otra dirección
- Haga 35 círculos con los brazos, hacia adelante y hacia atrás, repetir haciendo círculos grandes o más pequeños
- Haz 10 flexiones
- Coma por lo menos dos piezas enteras de fruta
- Coma por lo menos dos y media tazas de verduras
- Primer objetivo:
- Segundo objetivo:
- Tercer objetivo:
- Algo que yo soy agradecido para hoy:
- Algo que me gusta de mí mismo:
- Algo agradable que hice para otra persona hoy en día:

- Notas:

Día noventa

- Beber 6-8 vasos de agua
- Ir a caminar o trota, o marcha en el lugar durante al menos 30 minutos
- Durante 7 minutos, ir a un lugar tranquilo, sentarse cómodamente, cierra los ojos, respirar profundamente.
- Hop en una pierna y contar hasta 45, luego el otro y contar hasta 45
- Hacer 60 saltos de tijera
- Hacer 50 abdominales o hula hoop durante 60 segundos en una dirección y 60 segundos en la otra dirección
- Haga 35 círculos con los brazos, hacia adelante y hacia atrás, repetir haciendo círculos grandes o más pequeños
- Haz 10 flexiones
- Coma por lo menos dos piezas enteras de fruta
- Coma por lo menos dos y media tazas de verduras
- Primer objetivo:
- Segundo objetivo:
- Tercer objetivo:
- Algo que yo soy agradecido para hoy:
- Algo que me gusta de mí mismo:
- Algo agradable que hice para otra persona hoy en día:

- Notas:

Cada día de ahora en adelante:

- Beber al menos 6-8 vasos de agua (sólo agua limpia sin sabor)
- Ir a caminar o trota, o marcha en el lugar durante al menos 30 minutos
- Durante al menos 7 minutos, ir a un lugar tranquilo, sentarse cómodamente, cierra los ojos, respirar profundamente.
- Hop en una pierna y contar hasta 45, luego el otro y contar hasta 45
- Hacer 60 saltos de tijera
- Hacer 50 abdominales o hula hoop durante 60 segundos en una dirección y 60 segundos en la otra dirección
- Haga 35 círculos con los brazos, hacia adelante y hacia atrás, repetir haciendo círculos grandes o más pequeños
- Haz 10 flexiones
- Coma por lo menos dos piezas enteras de fruta
- Coma por lo menos dos y media tazas de verduras

Seguir trabajando en sus propios objetivos personales y crear otros nuevos

- Primer objetivo:
- Segundo objetivo:
- Tercer objetivo:

Siempre recuerde que pensar:

- Algo que yo soy agradecido para hoy:
- Algo que me gusta de mí mismo:
- Algo agradable que hice para otra persona hoy en día:

www.ingramcontent.com/pod-product-compliance
Lightning Source LLC
Chambersburg PA
CBHW022344290526
45786CB00014B/2429